Gustavo Szczecinski Puchalski
Kélen Klein Heffel

Connaissance du risque d'exposition au soleil et des néoplasmes cutanés

Gustavo Szczecinski Puchalski
Kélen Klein Heffel

Connaissance du risque d'exposition au soleil et des néoplasmes cutanés

**Epidémiologie et campagnes de prévention :
l'impact sur une ville agricole de l'intérieur du
Rio Grande do Sul, Brésil**

ScienciaScripts

Imprint

Any brand names and product names mentioned in this book are subject to trademark, brand or patent protection and are trademarks or registered trademarks of their respective holders. The use of brand names, product names, common names, trade names, product descriptions etc. even without a particular marking in this work is in no way to be construed to mean that such names may be regarded as unrestricted in respect of trademark and brand protection legislation and could thus be used by anyone.

Cover image: www.ingimage.com

This book is a translation from the original published under ISBN 978-620-2-18059-7.

Publisher:
Sciencia Scripts
is a trademark of
Dodo Books Indian Ocean Ltd. and OmniScriptum S.R.L publishing group

120 High Road, East Finchley, London, N2 9ED, United Kingdom
Str. Armeneasca 28/1, office 1, Chisinau MD-2012, Republic of Moldova, Europe
Printed at: see last page
ISBN: 978-620-7-24647-2

SOMMAIRE

CHAPITRE 1

INTRODUCTION

Le cancer de la peau représente 33 % de l'ensemble des diagnostics de cancer au Brésil et constitue la maladie la plus répandue, l'Institut national du cancer (INCA) enregistrant environ 180 000 nouveaux cas chaque année.

En termes de classification, le cancer de la peau peut être divisé en deux catégories : le cancer de la peau sans mélanome, qui est le plus courant et dont la létalité est faible, et le mélanome, qui est plus rare mais plus agressif et dont la létalité est élevée.

Le cancer de la peau est plus fréquent chez les personnes âgées de plus de 40 ans et est relativement rare chez les enfants et les personnes de race noire, à l'exception de celles qui ont déjà souffert d'une maladie de la peau. Les personnes à la peau claire, sensibles aux rayons du soleil ou ayant déjà souffert de maladies cutanées, en sont les principales victimes.

CANCER DE LA PEAU SANS MÉLANOME

Parmi les tumeurs cutanées, le type non-mélanome présente l'incidence la plus élevée et la mortalité la plus faible. La peau, le plus grand organe du corps humain, étant hétérogène, le cancer de la peau sans mélanome peut présenter des tumeurs de différentes lignées. Les plus courantes sont le carcinome basocellulaire et le carcinome spinocellulaire, également appelé carcinome épidermoïde. Le carcinome basocellulaire, bien que le plus fréquent, est aussi le moins agressif.

Estimation des nouveaux cas : 175 760, 80 850 hommes et 94 910 femmes (2016 - INCA)

Nombre de décès : 1 769, 1 000 hommes et 769 femmes (2013 - SIM)

Carcinome basocellulaire (CBC) : le plus répandu de tous les types de cancer. Le carcinome basocellulaire se développe dans les cellules basales, qui se trouvent dans la couche la plus profonde de l'épiderme (la couche supérieure de la peau). Il a un faible taux de létalité et peut être guéri s'il est détecté à un stade précoce. Son apparition est plus fréquente après 40 ans chez les personnes à la peau claire et son apparition est directement liée à l'exposition cumulée de la peau au rayonnement solaire au cours de la vie. La protection solaire est le meilleur moyen de prévenir leur apparition. Les CBC apparaissent le plus souvent sur les zones exposées au soleil, telles que le visage, les oreilles, le cou, le cuir chevelu, les épaules et le dos. Ils peuvent également se développer sur des zones non exposées, mais plus rarement. Dans certains cas, outre l'exposition au soleil, d'autres facteurs déclenchent leur apparition. Certaines manifestations du BCC peuvent ressembler à des lésions non cancéreuses, telles que l'eczéma ou le psoriasis. Le type le plus courant est le BCC nodulaire-ulcératif, qui se traduit par une papule rouge et brillante avec une croûte centrale qui peut saigner facilement.

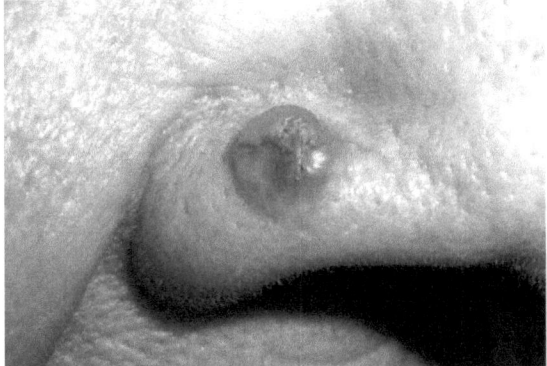

FIGURA 1: Exemple de BCC, avec une lésion nodulaire (la plus fréquente), d'aspect nacré (brillant), avec des télangectasies (ce qui explique qu'il s'agit d'une lésion qui saigne facilement), située sur l'aile du nez (une zone exposée au soleil).

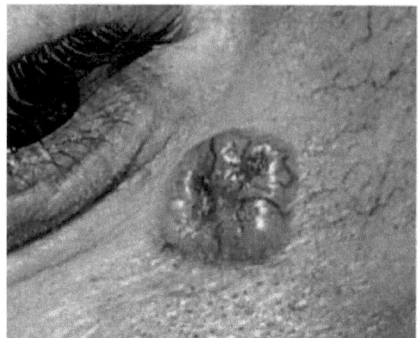

FIGURA 2:   Autre exemple de CBC nodulaire, avec des télangectasies montrant l'exubérance des

vaisseaux sanguins dans la lésion, un aspect brillant, situé en infra-palpébral chez un patient âgé

(zone exposée au soleil).

Carcinome spinocellulaire (CSC) : le deuxième type de cancer le plus répandu. Il se manifeste dans les cellules squameuses, qui constituent la plupart des couches supérieures de la peau. Il peut se développer sur toutes les parties du corps, bien qu'il soit plus fréquent dans les zones exposées au soleil, comme les oreilles, le visage, le cuir chevelu et le cou. A

La peau de ces zones présente généralement des signes de dommages causés par le soleil, tels que des rides, des changements de pigmentation et une perte d'élasticité. La protection solaire est la principale forme de prévention. Le CCS est deux fois plus fréquent chez les hommes que chez les femmes. Comme pour les autres types de cancer de la peau, l'exposition excessive au soleil est la principale cause du CCS, mais pas la seule. Certains cas de la maladie sont associés à des blessures chroniques et à des cicatrices sur la peau, à l'utilisation de médicaments immunomodulateurs pour prévenir le rejet d'organes transplantés et à l'exposition à certains agents chimiques ou à des radiations. Les CSC ont une croissance plus rapide que les CBC et, outre la peau, peuvent également atteindre les muqueuses (lèvres, muqueuse buccale et organes génitaux) et peuvent parfois métastaser dans d'autres

4

organes s'ils ne sont pas traités à temps, en particulier dans les ganglions lymphatiques régionaux. Normalement, les CSC sont de couleur rougeâtre et se présentent sous la forme de lésions épaisses et squameuses qui ne guérissent pas et saignent parfois. Ils peuvent ressembler à des verrues.

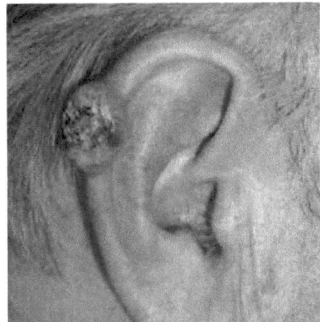

FIGURA 3: Exemple de CSC, comme une plaie écailleuse et saignante située sur le lobe de l'oreille (zone d'exposition au soleil), semblable à une verrue.

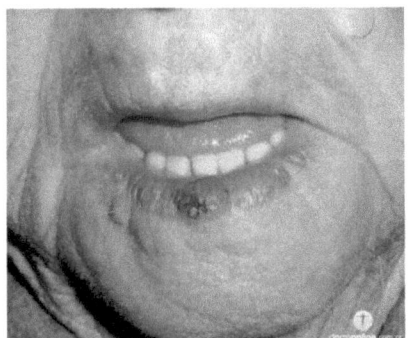

FIGURA 4: Exemple de CSC sur la muqueuse (lèvre inférieure), avec une lésion desquamative et hémorragique.

MELANOMA

Le mélanome cutané est le type de cancer de la peau qui prend naissance dans les mélanocytes (cellules qui produisent la mélanine, la substance qui détermine la couleur de la peau) et se rencontre principalement chez les adultes blancs. Bien que le cancer de la peau soit le plus fréquent au Brésil et représente environ 30 % de toutes les tumeurs malignes enregistrées dans le pays, le mélanome est le type de cancer de la peau le moins fréquent et ne représente que 3 % des néoplasmes malins de l'organe, bien qu'il soit le plus agressif et le plus mortel en raison de sa forte possibilité de métastases.

Le mélanome se présente généralement sous la forme d'un point ou d'un grain de beauté sur la peau, dans des tons brunâtres ou noirâtres. Cependant, le "point" ou le "grain de beauté" change généralement de couleur, de forme ou de taille et peut provoquer des saignements. Il apparaît généralement sur les zones du corps les plus exposées au rayonnement solaire, mais il peut aussi apparaître dans des zones difficiles à voir.

visualisées par le patient, bien qu'elles soient plus fréquentes sur les jambes chez les femmes, sur le torse chez les hommes et sur le cou et le visage chez les deux sexes.

Les personnes à la peau claire qui brûlent facilement lorsqu'elles sont exposées au soleil, les phototypes I et II, sont plus à risque de développer la maladie, qui peut également se manifester chez les personnes noires ou celles ayant un phototype plus élevé, bien que plus rarement.

Dans les premiers stades, le mélanome se développe uniquement dans la couche la plus superficielle de la peau, ce qui facilite l'ablation chirurgicale et la guérison de la tumeur. Aux stades plus avancés, la lésion est plus profonde et plus épaisse, ce qui augmente le risque de propagation à d'autres organes (métastases) et diminue les chances de guérison. C'est pourquoi un diagnostic précoce du mélanome est essentiel. Le pronostic de ce type de cancer peut être considéré comme bon s'il est détecté à un stade précoce, les chances de guérison étant alors supérieures à 90 %. Bien que le pronostic soit moins bon, les progrès de la médecine et la compréhension récente des mutations génétiques qui conduisent au développement des mélanomes ont permis aux personnes atteintes d'un mélanome avancé de bénéficier d'une meilleure survie et d'une meilleure qualité de vie. Bien qu'il soit rarement curable, il est désormais possible de vivre une vie de qualité en contrôlant le mélanome métastatique à long terme.

L'hérédité joue un rôle central dans le développement du mélanome. C'est pourquoi les membres de la famille des patients chez qui la maladie a été diagnostiquée devraient se soumettre à des examens préventifs réguliers. Le risque augmente lorsqu'il y a des cas dans la famille au premier degré.

Actuellement, les tests génétiques permettent de déterminer les mutations qui conduisent au développement d'un mélanome avancé (telles que BRAF, cKIT, NRAS, CDKN2A, CDK4) et donc de choisir le meilleur traitement pour chaque patient.

Estimation des nouveaux cas : 5 670, 3 000 hommes et 2 670 femmes (2016- INCA)

Nombre de décès : 1 547, 903 hommes et 644 femmes (2013 - SIM).

SYMPTÔMES ET DÉTECTION PRÉCOCE DU MÉLANOME

Le premier signe de mélanome est souvent un changement de forme, de couleur, de taille ou de sensibilité d'un grain de beauté existant. Le mélanome peut également apparaître sous la forme d'une nouvelle zone colorée (grain de beauté) sur la peau.

Pour aider à identifier les signes dangereux et les lésions suspectes, il existe la règle ABCDE, qui décrit les caractéristiques d'un mélanome précoce :

- **Asymétrie** : la forme d'une moitié du signal ne correspond pas à l'autre ;

- **FRONTIÈRES IRRÉGULIÈRES** : Les frontières peuvent être mal définies et/ou mal délimitées ;

- **COULEUR** : une même lésion présente plusieurs teintes. Différentes nuances de noir et de brun, qui peuvent présenter des zones blanches, roses, rouges ou bleutées ;

- **DIAMETRE** : Il y a un changement de taille, généralement une augmentation. Les mélanomes peuvent être petits, mais la plupart d'entre eux mesurent plus de 6 mm ;

- **EVOLUTION** : En général, le signe montre des changements au cours des dernières semaines ou des derniers mois.

La présentation des mélanomes peut varier considérablement, certains présentant toutes les caractéristiques ABCDE, d'autres seulement quelques-unes. Dans le cas d'un mélanome avancé, la texture du grain de beauté peut changer. La peau en surface est rugueuse, durcie ou ridée. Elle peut saigner ou présenter des sécrétions. Parfois, le mélanome démange, devient plus sensible ou douloureux.

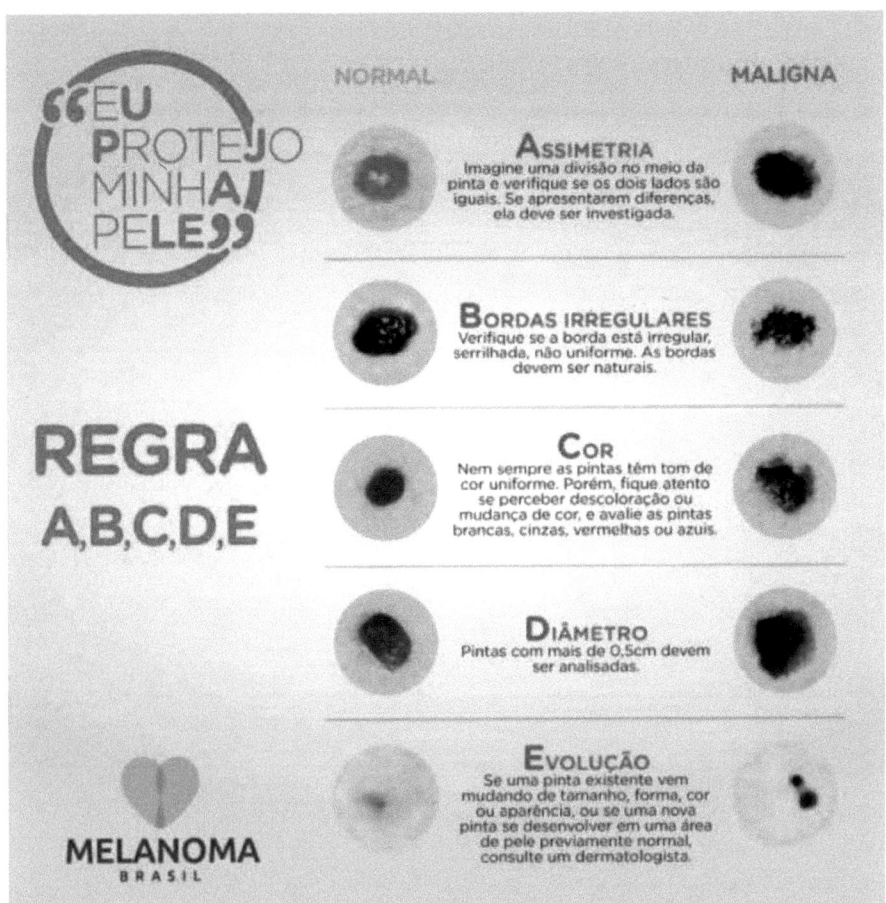

FIGURA 5: Règle ABCDE pour l'identification des signes et des lésions suspectes de mélanome et de cancer de
la peau

LES NAEVUS BÉNINS ET LES NAEVUS ATYPIQUES

Un naevus (communément appelé grain de beauté) est une tache qui apparaît sur la peau lorsque les mélanocytes se développent et s'organisent en groupes. La plupart des adultes ont entre 10 et 40 naevus répartis sur le corps, généralement dans les zones les plus exposées au soleil. La plupart de ces signes apparaissent pendant l'enfance, certains étant présents dès la

9

naissance, et se développent généralement jusqu'à l'âge de 40 ans, après quoi ils sont évocateurs d'une lésion maligne.

Un naevus bénin peut également être identifié de manière pratique par la règle ABCDE. Cependant, ils présentent des caractéristiques opposées à celles des mélanomes. Ils sont symétriques, avec des bords réguliers et bien définis, une coloration homogène, un diamètre inférieur à 5 mm et une évolution stationnaire dans le temps.

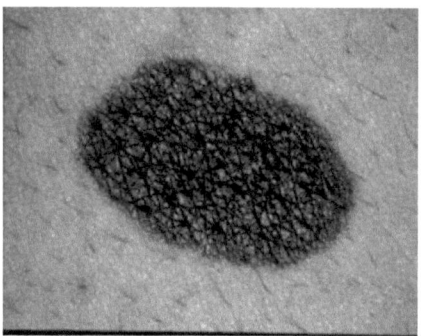

FIGURA 6: Exemple de naevus bénin, de couleur uniforme, symétrique, avec des bords réguliers et bien définis.

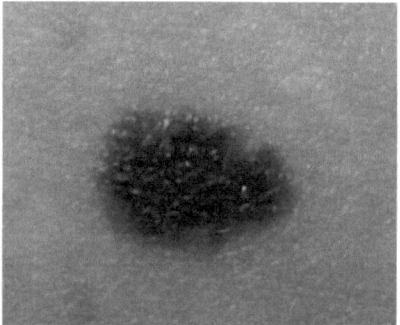

FIGURA 7: Autre exemple de naevus bénin, avec une lésion symétrique lorsqu'elle est divisée en deux, une couleur uniforme, des bords réguliers et bien définis.

Le nævus atypique est un signe qui diffère des nævus bénins, étant des lésions très similaires au mélanome malin, mais il ne s'agit pas d'un cancer. Il est également connu sous le nom de nævus dysplasique ou nævus de Clark. Il présente les caractéristiques du mélanome selon la règle ABCDE : asymétrie, bords irréguliers, hétérogénéité des couleurs dans la même lésion, diamètre supérieur à 5 mm. Cependant, ce qui différencie le nævus atypique du mélanome, du point de vue pratique de l'observation des signes, c'est que le nævus atypique a une évolution stationnaire et ne présente aucun changement dans le temps, ce qui serait un signe d'alerte s'il survenait.

Elle est généralement plate, avec une surface lisse ou légèrement squameuse, et présente une élévation centrale ("aspect de la cible"). Il peut apparaître sur n'importe quelle partie du corps, mais il est plus fréquent dans les zones exposées au soleil. Un nævus atypique peut se transformer en mélanome et devenir malin, mais cela est rare.

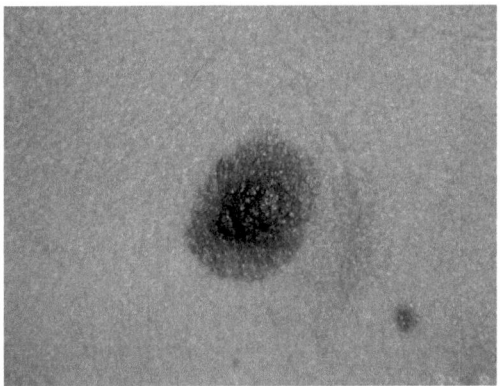

FIGURA 8: Exemple de nævus mélanocytaire atypique (nævus de Clark), qui présente plus d'une couleur et une zone surélevée au centre ("aspect de cible").

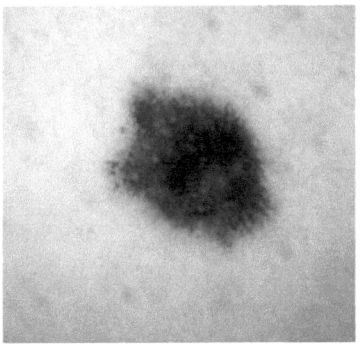

FIGURA 9: Autre exemple de nævus mélanocytaire atypique (nævus de Clark), asymétrique, avec des bords
irréguliers, des
variations de couleur et un diamètre inférieur à 6 mm.

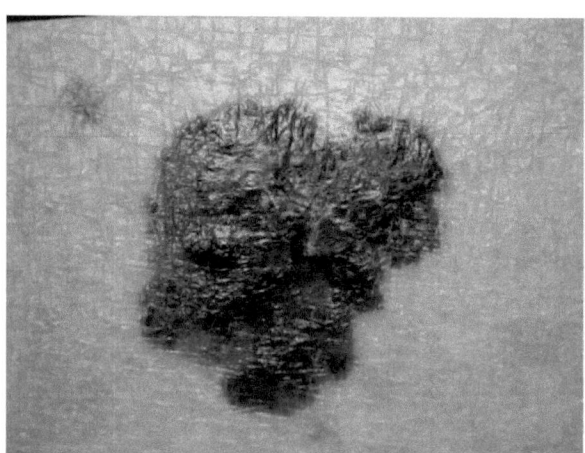

FIGURA 10: Exemple de mélanome présentant une asymétrie, des bords irréguliers et un aspect hétérogène, avec des variations de couleur, d'un diamètre d'environ 20 mm.

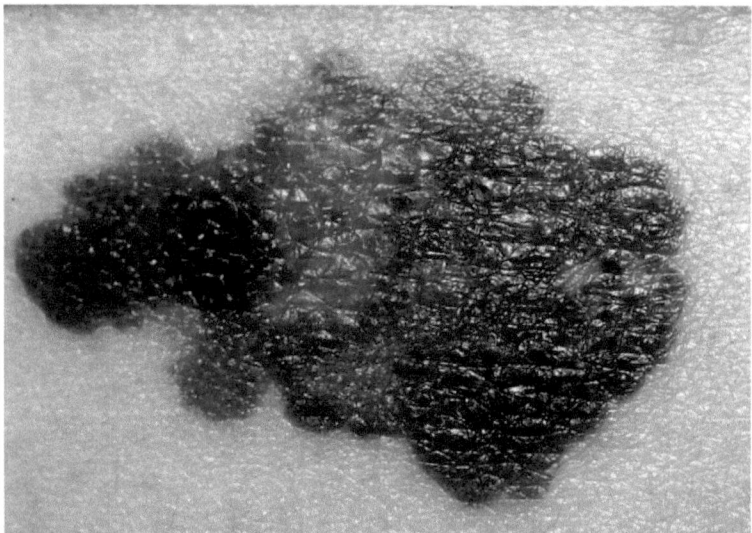

FIGURA 11: Autre exemple de mélanome, avec coloration hétérogène, asymétrie lors du tracé d'une division de la lésion, bords irréguliers, diamètre de 30 mm.

RÉFÉRENCES :

1) Institut national du cancer, INCA. Cancer de la peau sans mélanome. Contenu adapté du site web. Consulté le 07 janvier 2018 ;

2) Institut national du cancer, INCA. Mélanome, cancer de la peau. Contenu adapté du site web. Consulté le 07 janvier 2018 ;

3) Société brésilienne de dermatologie, SBD. Skin cancer, Contenu adapté du site web. Consulté le 07 janvier 2018 ;

4) Mélanome Brésil. Règle ABCDE pour la détection précoce du mélanome. Consulté le 07 janvier 2018 ;

5) Tucker, M.A. Épidémiologie du mélanome. *Hematology/Oncology Clinics of North America 2009 ;* 23 (3) : 383-395. [PubMed Abstract] ;

6) Goodson, A.G. ; Grossman, D. Stratégies de détection précoce du mélanome : approches pour les patients atteints de naevus. *Journal of the American Academy of Dermatology 2009 ;* 60 (5) : 719-738 [PubMed Abstract] ;

7) Friedman, R.J. ; Farber, M.J. ; Warycha, M.A. ; *et al.* Le nævus "dysplasique". *Clinics in Dermatology 2009 ;* 27(1):103-115. [PubMed Abstract] ;

8) Rigel, D.S. ; Russak, J. ; Friedman, R. The evolution of melanoma diagnosis : 25 years beyond the ABCDs. *CA : A Cancer Journal for Clinicians 2010 ;* 60(5):301-316. [PubMed Abstract] ;

9) Titus-Ernstoff, L. ; Ding, J. ; Perry, A.E. ; *et al.* Factors associated with

atypical moles in New Hampshire, USA. *Acta Dermato Venereologica* 2007 ; 87(1):43-48. [PubMedAbstract] ;

10) Société américaine du cancer. Cancer Facts and Figures. Atlanta, GA : American Cancer Society. Consulté le 08 janvier 2018.

CHAPITRE 2

ANALYSE DES CONNAISSANCES SUR LE RISQUE D'EXPOSITION AU SOLEIL ET DE NÉOPLASMES CUTANÉS DANS UNE VILLE DE L'INTÉRIEUR DE RIO GRANDE DO SUL, AU BRÉSIL, ENTRE 2014 ET 2016

L'exposition prolongée aux rayons ultraviolets du soleil, que ce soit sur le lieu de travail ou à des fins esthétiques par le biais du bronzage, est l'une des principales causes de vieillissement prématuré et le principal facteur de risque de cancer de la peau. La peau peut être classée selon sa sensibilité et sa réaction à l'exposition au soleil en six phototypes, conformément à la classification de Fitzpatrick (tableau 1).

Type	Couleur	Sensibilité	Réaction
I	Blanc clair	Très sensible	Toujours des brûlures, jamais de pigments
II	Blanc	Très sensible	Brûle toujours, peu de pigments
III	Brune claire	Sensible	Brûle et pigmente modérément
IV	Brune foncée	Peu sensible	Brûle peu, toujours pigmenté
V	Marron	Très insensible	Ne brûle jamais, pigmente toujours
VI	Noir	Insensible	Ne brûle jamais, pigmente toujours

TABLEAU 1 : Phototypes selon Fitzpatrick

L'exposition au soleil, et donc aux rayons ultraviolets, est le principal facteur de risque associé au développement de néoplasmes cutanés. Le rayonnement ultraviolet est le principal agent cancérigène physique dans la nature, car il endommage la structure génétique des cellules.

Les personnes au phénotype clair (yeux et peau clairs, cheveux blonds ou roux) ont un risque plus élevé de développer un mélanome que les personnes à la peau noire, où le mélanome est souvent localisé dans des zones moins pigmentées, telles que la paume des mains et la plante des pieds.

Une exposition solaire intense et intermittente, entraînant des coups de soleil, ainsi que des antécédents de coups de soleil dans l'enfance et l'adolescence sont des facteurs importants liés au développement du mélanome et du carcinome basocellulaire (CBC). L'exposition cumulée au soleil au fil des ans, en particulier aux rayons UVB, est liée au développement du carcinome épidermoïde (CEC). Les rayons UVA, utilisés dans les lits de bronzage, jouent un rôle moins important dans l'étiologie du cancer de la peau, bien qu'ils soient également impliqués dans sa genèse, augmentant le risque d'apparition de lésions néoplasiques, en particulier le SCC et, dans une moindre mesure, le BCC.

Les personnes ayant des antécédents familiaux de mélanome, en particulier les parents du premier degré, présentent un risque cinq fois plus élevé que la population générale. Des antécédents personnels de mélanome augmentent jusqu'à 9 fois le risque d'avoir un autre mélanome. Certaines maladies, comme le xeroderma pigmentosum, dans lequel le patient présente une déficience dans la réparation de l'ADN, augmentent le risque de développer des tumeurs cutanées, qu'il s'agisse de mélanomes ou d'autres types de tumeurs.

La présence de taches de rousseur dans l'enfance, l'âge avancé, l'origine nord-européenne et des antécédents de coups de soleil sont d'autres facteurs de risque dont l'association avec le développement de néoplasmes cutanés est reconnue.

LA CONNAISSANCE DES FACTEURS DE RISQUE

Depuis 2011, la Ligue académique d'oncologie de l'Université fédérale de Pelotas/RS (LAO/UFPel) organise la "Campagne de prévention primaire et secondaire contre le cancer de la peau" dans les villes de Morro Redondo et Arroio do Padre, dans la région de Pelotas, à l'intérieur du Rio Grande do Sul. Le projet évalue les lésions cutanées de la population et les oriente vers un traitement spécialisé si nécessaire, tout en sensibilisant la population aux risques de l'exposition au soleil et à l'importance de l'utilisation d'un écran solaire à titre préventif.

Ces villes ont été choisies parce qu'il s'agit de petites villes dont l'économie est basée sur l'agriculture et dont la population est principalement d'origine européenne, surtout allemande et polonaise, avec des phototypes I et II selon la classification de Fitzpatrick. De plus, en raison de leur activité professionnelle, ils sont exposés au rayonnement solaire pendant une longue période, pratiquement toute leur vie, ce qui les rend plus susceptibles de développer des lésions cutanées néoplasiques.

Sur la base des données obtenues lors des campagnes menées entre 2014 et 2016, dans la ville de Morro Redondo - RS, *Puchalski, G.S. et al ont réalisé* une étude communautaire, évolutive et comparative analysant les connaissances de la population sur les risques de l'exposition au soleil et sa relation avec les néoplasmes cutanés.

Dans le cadre de la comparaison entre 2014 et 2016, trois variables ont été interrogées par questionnaire auprès de la population de Morro Redondo -

RS, estimée à 6584 habitants, selon les données de l'IBGE pour 2016 :

1) "Pensez-vous que l'exposition au rayonnement solaire provoque des brûlures de la peau ?"

2) "Pensez-vous que l'exposition au rayonnement solaire provoque un vieillissement prématuré ?

3) "Pensez-vous que l'exposition au rayonnement solaire provoque le cancer de la peau ?

En 2014, le nombre de personnes interrogées dans le cadre de la campagne était de 62, tandis qu'en 2015, le nombre total de personnes interrogées était de 60 et, enfin, en 2016, un total de 82 patients.

En ce qui concerne la première variable, qui portait sur les brûlures cutanées causées par l'exposition au soleil, en 2014, 61 patients (98,38 %) ont répondu à la question par l'affirmative. En 2015, 59 patients (98,33%) et en 2016, 79 patients (96,34%) ont répondu par l'affirmative.

Pensez-vous que l'exposition au rayonnement solaire provoque des brûlures de la peau ?	2014	2015	2016
OUI	61 (98,38%)	59 (98,33%)	79 (96,34%)
NON	1 (1,62%)	1 (1,67%)	3 (3,66%)

TABLEAU 2 : Comparaison, au cours de la période étudiée, des connaissances de la population de la ville de Morro Redondo - RS, sur le risque de brûlures cutanées causées par l'exposition au rayonnement solaire.

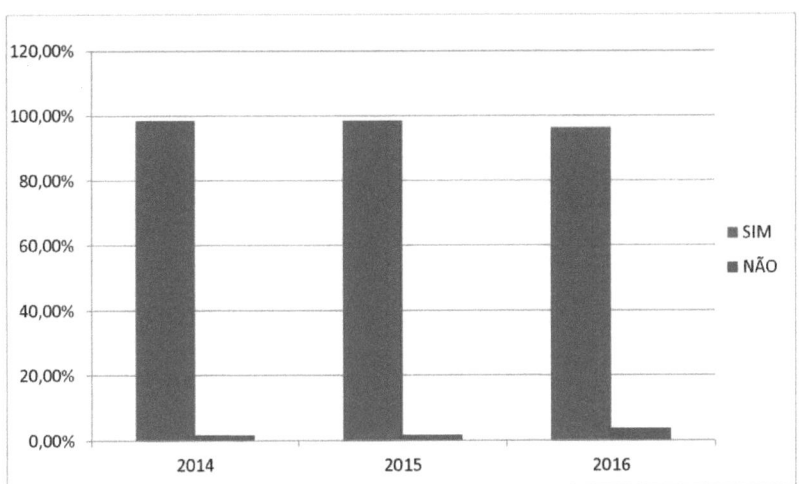

GRAPHIQUE 1 : Comparaison, en pourcentage, des connaissances de la population de la ville de Morro Redondo - RS, sur le risque de brûlures cutanées causées par l'exposition au rayonnement solaire, au cours de la période étudiée

La deuxième variable évaluait les connaissances de la population sur le vieillissement prématuré causé par l'exposition au rayonnement solaire. En 2014, 58 patients (93,54%) ont répondu à la question par l'affirmative. En 2015, 53 patients (88,33%) et en 2016, 79 patients (96,34%).

Pensez-vous que l'exposition au rayonnement solaire provoque un vieillissement prématuré ?	2014	2015	2016
OUI	58 (93,54%)	53 (88,33%)	79 (96,34%)
NON	4 (6,46%)	7 (11,67%)	3 (3,66%)

TABLEAU 3 : Comparaison, sur la période étudiée, des connaissances de la population de la ville de Morro Redondo - RS, sur le risque de vieillissement prématuré causé par l'exposition au rayonnement solaire.

19

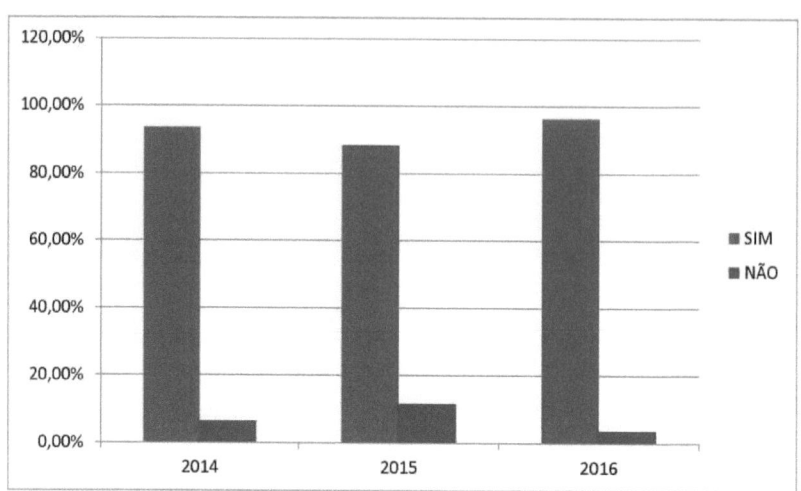

GRAPHIQUE 2 : Comparaison, en pourcentages, des connaissances de la population de la ville de Morro Redondo - RS, sur le risque de vieillissement prématuré causé par l'exposition au rayonnement solaire, au cours de la période étudiée.

La troisième variable a permis d'évaluer les connaissances de la population de la ville de Morro Redondo - RS sur le résultat épidémiologique le plus important de l'exposition à long terme au rayonnement solaire en posant la question suivante aux personnes interrogées : "Pensez-vous que l'exposition au rayonnement solaire provoque un cancer de la peau ?". En 2014, 55 patients (88,70 %) ont répondu à la question par l'affirmative. En 2015, 56 patients (93,33 %) et en 2016, 81 patients (98,78 %) ont répondu par l'affirmative.

Pensez-vous que l'exposition au rayonnement solaire est à l'origine du cancer de la peau ?	2014	2015	2016
OUI	55 (88,70%)	56 (93,33%)	81 (98,78%)

NON	7 (11,30%)	4 (6,67%)	1 (1,22%)

TABLEAU 4 : Comparaison, au cours de la période étudiée, des connaissances de la population de la ville de Morro Redondo - RS, sur le risque de développer un cancer de la peau causé par une exposition prolongée au rayonnement solaire.

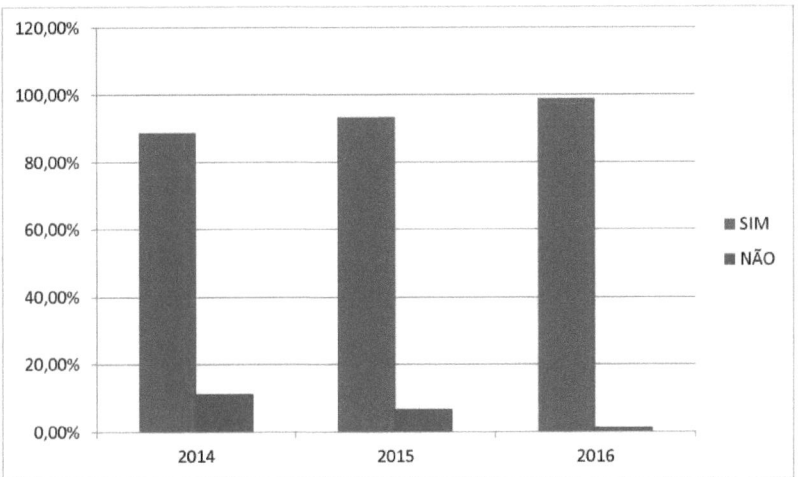

GRAPHIQUE 3 : Comparaison, en pourcentage, des connaissances de la population de la ville de Morro Redondo - RS, sur le risque de développer un cancer de la peau causé par une exposition prolongée au rayonnement solaire, au cours de la période étudiée.

Cette étude a révélé que les connaissances de la population de la petite ville de l'intérieur du Rio Grande do Sul, composée principalement d'agriculteurs présentant les phototypes I et II de Fitzpatrick, qui sont donc plus susceptibles de subir des dommages cutanés causés par l'exposition au rayonnement solaire, sur les facteurs de risque de cette exposition sont restées très proches lors de la comparaison entre 2014 et 2016.

Les brûlures cutanées dues à la photoexposition sont le résultat le plus connu de la population comme facteur de risque causé par le rayonnement solaire. En 2014, 98,38 % des personnes interrogées ont répondu par l'affirmative à cette question, un pourcentage qui est resté proche les années suivantes, cette variable étant celle qui a le moins varié parmi les personnes étudiées.

Le principal résultat observé dans cette étude est une amélioration des connaissances de la population étudiée sur la conséquence la plus redoutée d'une exposition prolongée au rayonnement solaire, à savoir le cancer de la peau. En 2014, 88,70 % des patients pensaient que le rayonnement solaire pouvait provoquer un cancer de la peau. En 2015, ce pourcentage est passé à 93,33 %. Et lors de la dernière année d'analyse, en 2016, 98,78 % des patients ont compris la relation entre l'exposition au soleil et le risque de cancer de la peau.

Les connaissances de la population sur les risques liés à l'exposition au rayonnement solaire se sont améliorées au cours de la période, ce qui prouve que les campagnes organisées par la Ligue académique d'oncologie de l'Université fédérale de Pelotas ont atteint leur objectif de sensibilisation de la population ciblée. En outre, elles ont joué un rôle social important dans ce contexte, car la perception des facteurs de risque par les gens est d'une importance capitale d'un point de vue épidémiologique dans la prévention des néoplasmes.

RÉFÉRENCES

1) Puchalski, G.S. ; *et al.* Analysis of knowledge about the risk of sun exposure and skin neoplasms : A community, evolutionary and comparative study, between 2014 and 2016, in a city in the interior of Rio Grande do Sul. *Brazilian Journal of Oncology 2017* ; 13 (supl) : 95-96 ;

2) De Gruijl, F.R. Skin cancer and solar UV radiation. Eur J Cancer [Internet]. Elsevier ; 2015 Jul 2;35(14):2003-9 ;

3) Bardini, G. ; Lourenço, D. ; Fissmer, M.C. Évaluation des connaissances et des habitudes des patients en dermatologie concernant le cancer de la peau. ACM Arq Catarin Med. 2012;41:56-63 ;

4) Margotto, F.S. ; *et al.* Photoexposition and risk factors for skin cancer :
Evaluation of habits and knowledge of the population participating in the
skin cancer prevention campaign in Morro Redondo/RS. *Revista da
AMRIGS 2016* ; 60 (1) ;

5) IBGE. Recensement 2010. Institut brésilien de géographie et de
statistique 2010.

CHAPITRE 3

EPIDEMIOLOGIE DU MELANOME : LES CHIFFRES AU BRESIL ET A RIO GRANDE DO SUL, L'ETAT OU L'INCIDENCE DES NEOPLASMES CUTANES EST LA PLUS ELEVEE

Le cancer de la peau est le type de cancer le plus courant dans la population brésilienne et le néoplasme le plus fréquent au Brésil et dans le monde. Il représente 33 % de tous les diagnostics de cancer au Brésil et est la plus répandue de ces maladies.

Bien que le cancer de la peau soit le plus fréquent au Brésil, le mélanome est le type de cancer de la peau le moins fréquent et ne représente que 3 % des néoplasmes malins de l'organe, bien qu'il soit le plus agressif et le plus mortel. L'incidence du mélanome cutané a considérablement augmenté au cours des trois dernières décennies dans le monde entier.

En général, la plupart des cancers de la peau ont un bon pronostic, avec des taux de guérison de plus de 90 % des cas lorsqu'ils sont diagnostiqués à un stade précoce et traités de manière appropriée, d'où l'importance du dépistage et de l'évaluation des lésions suspectes.

En raison de sa forte capacité métastatique, que ce soit par voie hématogène ou lymphatique, ce néoplasme présente, à un stade avancé, un taux de mortalité élevé. Environ 14 % des patients atteints de mélanome métastatique survivent après cinq ans.

Dans le monde, les taux d'incidence du mélanome augmentent à mesure que l'on se rapproche de l'équateur, contrairement à ce qui se passe en Europe, où les taux de cancer les plus élevés se trouvent dans la région septentrionale, en raison du phototype de la peau de la population, qui correspond en grande partie aux types I et II de Fitzpatrick. Ce néoplasme peut également se manifester chez les personnes à la peau noire ou aux phototypes plus élevés, mais plus rarement.

Le mélanome cutané est rare dans les populations de moins de quarante ans. Après la quatrième décennie, l'incidence spécifique à l'âge augmente régulièrement pour atteindre un pic au cours des septième et huitième décennies de la vie. Les personnes au phénotype clair (yeux et peau clairs, cheveux blonds ou roux) ont un risque plus élevé de développer un mélanome que les personnes à la peau noire.

En ce qui concerne la localisation primaire de la tumeur, les régions du corps exposées au rayonnement solaire sont les plus touchées, surtout chez les personnes âgées. On constate que la localisation préférentielle de la tumeur chez l'homme se situe sur le tronc et chez la femme sur les membres inférieurs, ce qui est plus visible chez les jeunes, qui font déjà partie de la tranche d'âge où l'incidence de ce néoplasme est la plus élevée. Cependant, le mélanome cutané peut apparaître à n'importe quel endroit, comme la paume des mains et la plante des pieds, qui sont plus fréquentes chez les personnes de couleur noire car elles sont moins pigmentées.

Selon les données de l'INCA (l'Institut national du cancer José Alencar Gomes da Silva), on estime à 5 670 le nombre de nouveaux cas de mélanome au Brésil en 2016, dont 3 000 chez les hommes et 2 670 chez les femmes. Ces chiffres correspondent à un risque estimé de 3,03 nouveaux cas pour 100 000 hommes et de 2,59 pour 100 000 femmes.

En tenant compte de la division du territoire national par région, la région sud a eu la projection relative de nouveaux cas la plus élevée pour 2016, avec 1950 nouveaux cas, 990 chez les hommes (6,96 nouveaux cas pour 100 000 habitants) et 960 chez les femmes (6,50 nouveaux cas pour 100 000 femmes). Ces chiffres correspondent à une incidence supérieure à la moyenne nationale en taux brut, atteignant plus du double du risque estimé par rapport au risque national.

Parmi les États, c'est l'État de Rio Grande do Sul qui présente l'incidence et la projection les plus élevées de nouveaux cas en 2016, avec une estimation de 850 nouveaux cas, dont 440 chez les hommes et 410 chez les femmes. La projection relative est donc de 8,02 nouveaux cas/100 000 hommes et de 7,06/100 000 femmes, ce qui, pour les deux sexes, fait de Rio Grande do Sul l'État où l'incidence estimée des cas de mélanome est la plus élevée au Brésil.

RÉFÉRENCES

1) Institut national du cancer, INCA. Estimation 2016 : incidence du cancer au Brésil. Rio de Janeiro, 2015 ;

2) Institut national du cancer, INCA. Mélanome, cancer de la peau. Contenu adapté du site web. Consulté le 07 janvier 2018 ;

3) Société brésilienne de dermatologie, SBD. Skin cancer, Contenu adapté du site web. Consulté le 07 janvier 2018 ;

4) Dimatos, D.C. ; Duarte, F.O. ; Machado, R.S. ; Vieira, V.J. ; Vasconcellos, Z.A.A. ; Bins-ely, J. ; Neves, R.D. Cutaneous melanoma in Brazil. Arch. catar. Med. 2009;38 (Supl 1):14-19 ;

5) Naser, N. Mélanome cutané - une étude épidémiologique sur 30 ans dans une ville du sud du Brésil, 1980-2009. An. Bras. Dermatol. 2011;86(5):932-941 ;

6) Wainstein, A.J.A. ; Belfort, F.A. Management of cutaneous melanoma. Rev. Col. Bras. Cir. 2004 ; 31(3):204-214 ;

7) Miller, A.J. ; Mihm, M.C. Melanoma. N. Engl. J. Med. 2006;355(01):51-65.

8) Sáenz, S. ; Conejo-mir, J. ; Cayuela, A. Épidémiologie du mélanome en Espagne. Actas Dermosifiliogr. 2005:96(7):411-418.

9) Fuente-Garcia, A. ; Ocampo-Candiani, J. Mélanome cutané. Gac. Med. Mexique 2010:146(2):126-135.

CHAPITRE 4

AGRICULTURE ET ONCOLOGIE : LES NÉOPLASMES LES PLUS RÉPANDUS DANS LA POPULATION AGRICOLE

Le "cancer professionnel" est lié à l'exposition professionnelle à des agents cancérigènes, qui représente entre 2 et 4 % des cas de cancer. Les principaux agents associés sont l'amiante, les hydrocarbures aromatiques polycycliques, l'arsenic, le béryllium, les rayonnements ionisants, le nickel, le chrome, les éthers chlorés, ainsi que l'exposition au soleil.

La population agricole, de par sa profession, finit par être exposée à de nombreux agents cancérigènes potentiels et avérés, allant de l'exposition chronique au soleil sans moyens de protection adéquats aux pesticides utilisés dans l'agriculture afin d'obtenir une production meilleure et plus importante. Bien que certains cancers soient plus typiquement diagnostiqués dans ce groupe de travailleurs, en raison du grand nombre d'agents d'exposition, il est possible que d'autres soient corrélés à tort avec l'activité, étant donné la nature multifactorielle des maladies néoplasiques et les facteurs confondants de l'exposition.

EXPOSITION AU SOLEIL

La composition de la lumière solaire comprend un continuum de spectres de rayonnement électromagnétique, allant du rayonnement ultraviolet à la lumière visible et à l'infrarouge. Lorsqu'ils atteignent la Terre, une partie des rayons est réfléchie par la composition de l'atmosphère terrestre, tandis que le reste la traverse ; en proportion approximative, 56 % des rayons incidents sont caractérisés comme infrarouges, 39 % comme lumière visible et 5 % comme rayons ultraviolets ou UV. Parmi ces derniers, nous nous intéresserons plus particulièrement au rayonnement ultraviolet, car c'est le plus pertinent pour les sujets abordés.

Le spectre du rayonnement ultraviolet peut être subdivisé en trois types en fonction de sa longueur d'onde, de sa capacité de pénétration dans les tissus et de son passage à travers la couche d'ozone : UVA (longueur d'onde 320-400 nm), UVB (longueur 290-320 nm), UVC (100-290 nm). Le rayonnement UVA est subdivisé en UVA-1 (340-400 nm) et UVA-2 (320-340 nm).

Lorsqu'il traverse la peau et pénètre dans les cellules, le rayonnement UV est absorbé par certaines structures, connues sous le nom de chromophobes, et peut déclencher des processus chimiques et histologiques, notamment la restructuration du matériel génétique en variations mutantes, qui peuvent à leur tour entraîner des transformations cellulaires malignes, telles qu'une prolifération débridée et une indifférenciation cellulaire. En outre, elle peut déclencher des réponses inflammatoires des tissus par l'intermédiaire du système immunitaire cutané, grâce à des médiateurs inflammatoires et à la libération d'autoantigènes par les cellules endommagées.

Cependant, les effets ne sont pas tous indésirables. L'un des principaux processus métaboliques déclenchés par les rayons ultraviolets est la production de calciférol, appelé vitamine D3. Par ailleurs, l'exposition régulière aux rayons UV constitue une photothérapie qui, associée à une thérapie médicamenteuse, contribue au traitement des pathologies dermatologiques.

On sait que les ondes électromagnétiques de différentes longueurs d'onde ont des pouvoirs de pénétration différents dans la matière. Étant donné que le rayonnement solaire, comme indiqué précédemment, est constitué d'un spectre électromagnétique varié, il est rationnel de considérer que ses gammes de classification ont des effets différents sur les tissus cutanés. Les rayons infrarouges, dont la longueur d'onde est supérieure à 780 nm, ont une faible capacité à pénétrer les tissus du corps humain. Cependant, leur capacité à transmettre de l'énergie sous forme de chaleur provoque une augmentation de la température de la peau, et une exposition continue peut endommager les tissus.

D'autre part, les rayons ultraviolets ont une longueur d'onde plus courte, avec un pouvoir de pénétration cliniquement pertinent. Le type UVA, dont les valeurs sont plus longues (320-400 nm), est capable de pénétrer dans le derme, d'altérer l'élasticité de la peau et d'aggraver les cas cliniques de photodermose. Les rayons UVA ont été accusés de provoquer un vieillissement prématuré de la peau, une augmentation du nombre de cellules inflammatoires et une diminution du nombre de cellules de Langerhans dans le derme. Ils ont également été davantage associés à la formation de cancers de la peau de type mélanome qu'à d'autres types de cancers.

En revanche, le rayonnement UVB se caractérise par une gamme de longueurs d'onde plus courtes et donc par un pouvoir de pénétration et une énergie plus importants. Ce type d'onde est donc capable d'atteindre les parties les plus profondes de la peau, d'affecter directement l'ADN cellulaire et de provoquer des modifications photochimiques des pririmidines. Cela induit des mutations associées au développement de cancers cutanés non mélaniques tels que le carcinome basocellulaire et le carcinome spinocellulaire.

PHOTOPROTECTION

Par photoprotection, on entend les dispositifs ou instruments utilisés pour réduire les effets nocifs du rayonnement solaire ou pour tenter de réduire son incidence sur une surface. Il convient toutefois de rappeler qu'une partie de notre photoprotection est également due à des facteurs environnementaux naturels, qui eux-mêmes modulent l'intensité des ondes qui atteignent la surface de la Terre. Parmi les facteurs les plus importants, on peut citer la couche d'ozone, la couverture nuageuse et l'altitude au-dessus de la surface de la Terre. La molécule d'ozone est capable de photo-absorption, c'est-à-dire qu'elle a le pouvoir d'absorber 100 % des UVC, 90 % des UVB et très peu des UVA, alors qu'elle n'absorbe pratiquement pas ces derniers. Il convient toutefois de souligner que la couche d'ozone a été dégradée au cours des dernières décennies par des substances libérées dans l'atmosphère, telles que les chlorofluorocarbones. Cela a conduit à une plus grande pénétration du rayonnement UVB en particulier, certaines études indiquant une augmentation proportionnelle du risque de développer un cancer de la peau sans mélanome.

Il convient de noter que certains facteurs environnementaux contribuent à une plus grande exposition aux rayons ultraviolets en réfléchissant et en réfractant les rayons sur les surfaces. La neige peut réfléchir jusqu'à 80-85% des rayons incidents ; le sable, environ 15%. Jusqu'à 80-90 % des rayons UV peuvent pénétrer dans l'eau, 50 % en moyenne atteignant une profondeur de 3 mètres.

Outre les facteurs environnementaux, d'autres approches s'appliquent à la défense contre les rayons UV : les vêtements, les filtres ou écrans solaires, et les accessoires tels que les chapeaux et les lunettes de soleil. Bien qu'il soit recommandé de se couvrir la peau, la recherche a montré que les propriétés de fabrication du tissu influencent sa capacité photoprotectrice : ceux qui offrent la meilleure défense sont ceux dont le tissage est plus dense et plus épais et dont les couleurs sont plus foncées.

Les écrans solaires se présentent sous diverses formes, des gels aux aérosols ; les émulsions semblent avoir le plus grand pouvoir protecteur. La composition comprend des molécules capables de disperser, d'absorber ou de réfléchir les rayons UV. Les filtres organiques se divisent en filtres UVA, UVB et à large spectre (les deux). Ils peuvent également contenir des substances inorganiques telles que l'oxyde de zinc ou de fer, ou le dioxyde de titane, en combinaison avec des substances organiques ou séparément. Les composants inorganiques sont particulièrement souhaitables en cas d'antécédents d'allergies.

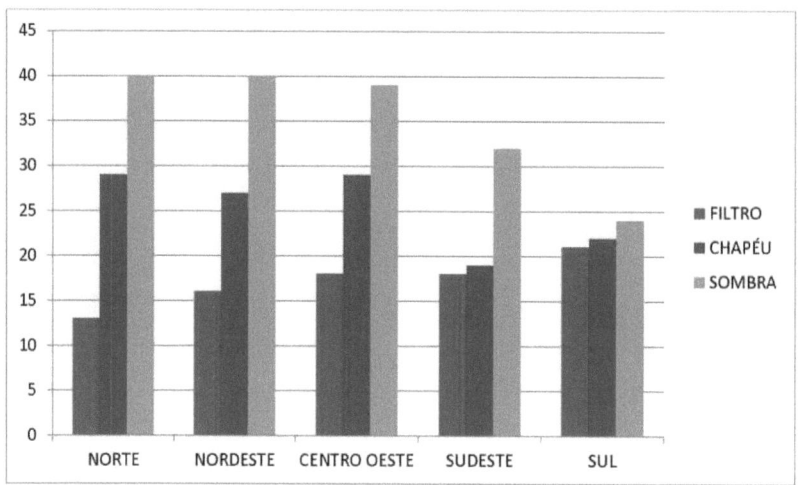

GRAPHIQUE 4 : Pourcentage de personnes âgées de 20 ans et plus qui utilisent une protection solaire, par région du Brésil et par type de protection solaire (2002-2005)

CANCER ET AGRICULTURE

Une série de projets de recherche menés aux États-Unis a cherché à clarifier les risques de développer un cancer dans la population agricole, afin d'évaluer une éventuelle corrélation professionnelle. La question a été soulevée après que le National Cancer Institute a révélé, dans les années 1970, que certains États fortement associés à la production agricole présentaient une incidence plus faible de leucémie. Les données recueillies indiquaient qu'en général, les agriculteurs avaient moins de décès dus à des causes cardiaques ou à des cancers de la vessie, du poumon, du foie, du côlon, du rectum, de l'œsophage et du rein. D'autre part, des études menées dans différents pays ont également révélé une incidence plus élevée dans cette population de néoplasmes des systèmes lymphatique et hématopoïétique, de sarcomes des tissus mous, de myélomes multiples et de cancers de la peau (avec ou sans mélanome), des lèvres, de la prostate, de l'estomac et du cerveau, par rapport à la population générale. Par la suite, des études de cohortes et des études cas-témoins ont mis en évidence le même type de résultats.

Bien qu'il n'ait pas été possible d'obtenir une justification précise, à l'époque, les chercheurs ont proposé trois associations : premièrement, les tumeurs étudiées ne présentaient pas de corrélation significative avec le tabagisme - en fait, les néoplasmes les plus fortement associés au tabac se sont révélés significatifs par rapport aux autres groupes professionnels étudiés. En outre, il a été souligné que les cancers les plus fréquemment diagnostiqués chez les agriculteurs avaient également une incidence croissante dans la population générale. En outre, certaines tumeurs semblent être liées à des immunodéficiences, qu'elles soient génétiques ou induites par des traitements, comme le lymphome non hodgkinien et les leucémies.

En réalité, leur exposition est hétérogène et complexe, tant en intensité qu'en durée et en contenu, allant des herbicides et pesticides aux suies, huiles, gaz, produits toxiques, solvants, engrais chimiques, poussières et micro-organismes (y compris les zoonoses virales). Cette exposition varie également en fonction de la culture et de la saisonnalité de certaines tâches ou produits - certaines cultures nécessitent l'application de pesticides lors de la plantation, tandis que d'autres requièrent une exposition fréquente tout au long de l'année.

Des études épidémiologiques ultérieures portant sur les pesticides ont mis en évidence des liens entre les pesticides et les maladies infectieuses :

- Lymphome non hodgkinien et herbicides à base d'acide phénoxyacétique ;
- Leucémie et divers insecticides ;
- Cancer de l'ovaire et herbicides à base de triazine ;
- Le cancer de la prostate et les herbicides en général ;
- Sarcome des tissus mous et herbicides à base d'acide phénoxyacétique ;
- Cancer du poumon et pesticides contenant du dichlorodiphényltrichloroéthane (DDT) ;
- Cancer du pancréas et pesticides contenant du DDT ;
- Myélome multiple et herbicides.

Certaines études ont également établi un lien entre l'utilisation du DDT dans la production agricole et le cancer du sein chez les femmes.

La suspicion de cancer chez les agriculteurs causé par les pesticides est principalement due au pouvoir cancérigène de ces substances dans les tests de laboratoire. Parmi les mécanismes étudiés, certains ont montré des effets toxiques sur le matériel génétique, d'autres ont affecté des composants du système immunitaire, provoquant ainsi des immunodéficiences, telles que l'inhibition de la fonctionnalité des lymphocytes T.

L'une des difficultés signalées dans les enquêtes est le détail des taux d'exposition professionnelle, ce qui tend à biaiser l'étude et à lui faire perdre son pouvoir d'association. Un article de synthèse souligne que cette situation peut être évitée dans le cas de l'agriculture familiale, car dans ce type de production, l'agriculteur est à la fois la force de travail et le gestionnaire de sa plantation ; il est donc conscient des produits utilisés dans l'agriculture et fait sa propre sélection pour contrer le problème rencontré.

CANCER DE LA PEAU

LE CANCER DE LA PEAU ET LA POPULATION AGRICOLE

La prévalence du cancer de la peau - qu'il s'agisse d'un mélanome ou d'un autre type de cancer - est nettement plus élevée chez les personnes à la peau claire. Toutefois, la question de savoir si l'incidence plus élevée chez les travailleurs ruraux est due à l'exposition professionnelle ou à des facteurs phénotypiques reste posée.

Des études ont montré une association entre les travailleurs en extérieur et la susceptibilité aux cancers cutanés non mélaniques, le plus souvent dans les secteurs du jardinage et de la construction, suivis par les agriculteurs, les éleveurs et les pêcheurs. L'exposition intermittente est considérée comme un facteur de risque important pour le développement du mélanome et du carcinome basocellulaire, tandis que l'exposition continue semble être plus pertinente pour le carcinome spinocellulaire. Toutefois, l'exposition excessive et cumulative jusqu'aux 20 premières années a été considérée comme un facteur important dans l'augmentation du risque de cancer de la peau.

Les travailleurs agricoles du sud du Brésil se distinguent dans ces conditions, où une grande partie de la population est issue d'immigrants européens et présente des phénotypes très sensibles. De nombreuses personnes d'âge moyen ou plus âgées, dont certaines travaillent encore, déclarent avoir commencé leurs activités rurales dans l'enfance ou l'adolescence, sans prendre les précautions nécessaires en termes d'exposition quotidienne au soleil en raison d'un manque de connaissances. Il est particulièrement important pour ces populations de fournir des conseils sur les dommages causés par une exposition excessive au soleil et sur d'autres facteurs de risque, ainsi que sur la manière de reconnaître les lésions cutanées.

CANCER DE LA PEAU SANS MÉLANOME

Parmi les différentes lignées de néoplasmes cutanés non mélaniques, les groupes les plus distincts sont le carcinome basocellulaire, qui représente environ 70 % des cas, et le carcinome spinocellulaire, environ 25 %. Ces deux types de cancer présentent des taux de guérison élevés en cas de diagnostic précoce, avec de faibles pourcentages de cas létaux et métastatiques. Toutefois, des études montrent qu'en cas d'antécédents personnels de cancers cutanés non mélaniques, la probabilité de développer une lésion similaire est plus élevée, ce qui peut augmenter le risque d'une lésion similaire de 35 % dans les trois ans et de 50 % dans les cinq ans qui suivent le diagnostic initial.

Alors que le mélanome est plus souvent associé à des expositions aiguës et intenses aux rayonnements, entraînant des coups de soleil, les formes non mélanomateuses peuvent être principalement attribuées à une exposition chronique et cumulative au soleil.

Il faut également noter que le terme "cancer de la peau sans mélanome" finit par désigner d'autres tumeurs malignes de la peau. Bien qu'il s'agisse du terme le plus largement diffusé, le terme "kératocarcinomes" est préconisé par certains auteurs, comme Eide et Wenstock, pour désigner spécifiquement les pathologies précitées, en raison de leurs lignées et de leurs caractéristiques morphophysiologiques. Cependant, le terme "non-mélanome" reste le plus utilisé.

Au Brésil, le cancer de la peau sans mélanome représente environ 30 % de toutes les tumeurs malignes enregistrées, l'incidence étant la plus élevée chez les hommes et les femmes. Pour 2016, les prévisions étaient de 175 760 nouveaux cas, dont 94 910 femmes et 80 850 hommes. Pour 2014, l'estimation était de 182 130 nouveaux cas, 98 420 chez les hommes et 83 710 chez les femmes, soit un risque approximatif de 100,75 cas pour 100 000 hommes et 82,24 cas pour 100 000 femmes. Cependant, l'institution elle-même met en garde contre la possibilité d'un sous-diagnostic et d'une sous-déclaration, et les estimations des taux d'incidence et du nombre de cas doivent être considérées comme minimales.

CARCINOME BASOCELLULAIRE

Le carcinome basocellulaire est une tumeur maligne dérivée de cellules non kératinisantes de l'épiderme ou de l'épithélium folliculaire, dont l'aspect morphologique ressemble aux cellules normales de la couche basale de l'épiderme.

Il s'agit du néoplasme le plus fréquent chez l'homme, dont l'origine est multifactorielle. Cependant, ils ont la caractéristique de se produire sur les parties du corps exposées au soleil et chez les personnes ayant une faible capacité de pigmentation, ainsi que des troubles d'une plus grande sensibilité à l'exposition excessive aux rayons ultraviolets. On observe un développement concomitant des kératoses actiniques - ainsi que d'autres lésions dues à l'exposition chronique au soleil - et du carcinome basocellulaire (le néoplasme malin le plus fréquent chez l'homme), ainsi qu'un plus grand nombre de cas chez les personnes exposées de manière chronique aux rayons ultraviolets, ce qui implique un facteur de risque.

Elles se manifestent cliniquement et de manière très caractéristique sous la forme de papules nacrées ou nacrées, souvent accompagnées de télangectasies (vaisseaux sanguins sous-épidermiques dilatés et proéminents). Elles peuvent parfois contenir de la mélanine et prendre un aspect similaire à celui d'un mélanome ou d'un nævus mélanocytaire. Une autre variante se présente sous la forme d'une plaque érythémateuse, parfois pigmentée. Les lésions plus avancées peuvent s'ulcérer et, si elles sont négligées ou agressives (plus rarement), peuvent envahir localement les os et les sinus.

Les principaux sites touchés sont la tête et le cou, avec une incidence d'environ 70 à 80 pour cent des cas affectant la tête, plus particulièrement le visage ; on diagnostique également de plus en plus de lésions des membres supérieurs et du tronc.

D'un point de vue épidémiologique, certaines études indiquent une augmentation de l'incidence du carcinome basocellulaire, en particulier dans la population jeune, alors qu'il était auparavant caractérisé comme une pathologie chez les personnes de plus de 50 ans.

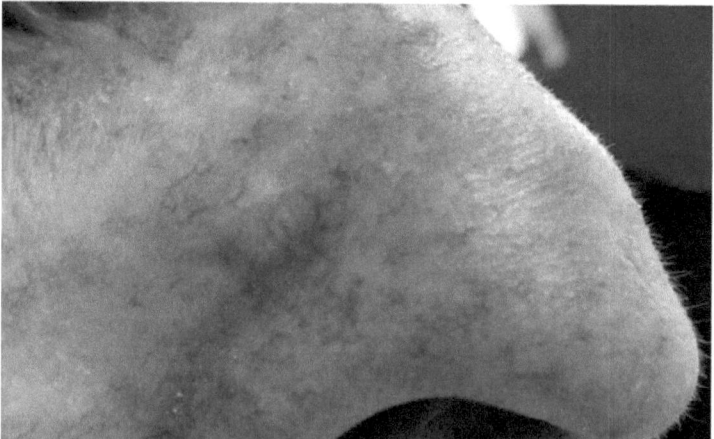

FIGURE 12 : Carcinome basocellulaire dans la région nasale droite d'un patient diagnostiqué lors d'une campagne de lutte contre le cancer de la peau dans une municipalité de l'intérieur du Rio Grande do Sul, Brésil, 2014.

CARCINOME ÉPIDERMOÏDE

Également appelé carcinome épidermoïde, le carcinome épidermoïde est la deuxième tumeur cutanée la plus fréquente. Il apparaît dans les zones chroniquement exposées au rayonnement solaire, en particulier la tête et le cou, et est plus caractéristique des personnes âgées. Il s'agit d'un néoplasme malin dérivé des kératinocytes qui touche le plus souvent les hommes âgés.

Sur le plan clinique, ils peuvent se manifester de différentes manières. Les carcinomes in situ, c'est-à-dire ceux qui n'ont pas encore envahi la membrane basale, se présentent sous forme de plaques érythémateuses, squameuses et bien délimitées. Au stade invasif, ils peuvent prendre une forme nodulaire, kératinisante, voire ulcérée, ce qui les fait parfois confondre avec d'autres pathologies cutanées.

Son principal facteur pathogène est la détérioration de l'ADN causée par la photo-exposition aux ultraviolets, les taux d'incidence étant proportionnels au degré d'exposition au soleil tout au long de la vie. Une autre association courante est l'immunosuppression, notamment l'immunosuppression chronique causée par la chimiothérapie ou après une transplantation d'organe, et des études indiquent également une association avec la présence du papillomavirus humain (HPV).

MELANOMA

Le mélanome est relativement fréquent et peut être fatal s'il n'est pas diagnostiqué à temps. Bien que son siège principal soit la peau, il peut se propager à divers tissus épithéliaux, tels que les muqueuses, les méninges, les yeux et les organes digestifs.

L'incidence du mélanome a augmenté dans le monde entier, malgré les mesures de protection et les conseils donnés à la population générale, en particulier aux groupes caucasiens. Le principal facteur de risque est l'exposition aux rayons ultraviolets, qui est également un facteur potentiellement modifiable. Les antécédents de coups de soleil et d'exposition intense et intermittente, en particulier au cours des premières décennies de la vie, semblent avoir un lien étroit avec le développement d'un mélanome plus tard dans la vie. Les prédispositions génétiques familiales et personnelles doivent également être prises en compte, de même que la tendance de l'individu à former des naevus mélanocytaires, en particulier lorsqu'ils présentent des caractéristiques atypiques. Son aspect clinique est variable, avec des cas généralement asymptomatiques, surtout dans les premières manifestations. Il faut rechercher des lésions semblables à des taches, évoluant avec une asymétrie, des bords irréguliers avec des chanfreins, une coloration hétérogène dans les tons noirs, bruns, gris, rouges et bleus foncés, et un diamètre supérieur à 6 mm. Il peut également y avoir des zones d'hypopigmentation, en particulier en cas de régression tumorale focale. Les premiers stades de la maladie peuvent se manifester par des démangeaisons ou des douleurs.

La croissance est d'abord radiale, avec une dissémination horizontale. Au fur et à mesure que la maladie progresse, elle adopte une phase de croissance verticale, avec une invasion des couches plus profondes du derme ; c'est généralement à ce stade que l'on observe la formation d'un nodule. Le risque de métastases augmente avec la profondeur de l'invasion tissulaire.

RÉFÉRENCES

1) Balogh, T.S. ; *et al.* Protection from ultraviolet radiation : currently available resources in photoprotection. Anais Brasileiros de Dermatologia, [s.l.], v. 86, n. 4, p.732-742, Aug. 2011. FapUNIFESP

(SciELO)±

2) Palm, M.D. ; O'Donoghue, M.N. Update on photoprotection. Dermatol Ther. 2007;20:360-76 ;

3) Svobodova, A. ; Walterova, D. ; Vostalova, J. Altération de la peau induite par la lumière ultraviolette. Biomed Pap Med Fac Univ Palacky Olomouc Czech Repub.2006;150:25-38 ;

4) González, S. ; Fernández-lorente, M. ; Gilaberte-Calzada, Y. Le point sur la photoprotection de la peau. Clin Dermatol. 2008;26:614-26 ;

5) Maverakis, E. ; Miyamura, Y. ; Bowen, M.P. ; Correa, G. ; Ono, Y. ; Goodarzi, H. La lumière, y compris les ultraviolets. J. Autoimmu. 2010;34:J247-57 ;

6) Sgarbi, F.C. ; Carmo, E.D. ; Rosa, L.E.B. Rayonnement ultraviolet et carcinogenèse. RevCienc Med. 2007;16:245-50 ;

7) Wilkinson, J.B. ; Moore, R.J. Cosmetologia de Harry. Madrid : Díaz de Santos ; 1990. p. 249-83 ;

8) Lautenschlager, S. ; Wulf, H.C. ; Pittelkow, M.R. Photoprotection. Lancet. 2007;370:528-37 ;

9) Pathak, M.A. Photoprotection against harmful effects of solar UVB and UVA radiation : an update. In : Lowe NJ, Shaath NA, Pathak MA. Sunscreens : development, evaluation and regulatory aspects. New York : Marcel Dekker ; 1997. p.59-79 ;

10) Gambichler, T. ; Laperre, J. ; Hoffmann, K. La norme européenne pour les

vêtements de protection solaire : EN 13758. J Eur Acad Dermatol Venereol. 2006;20:125-30 ;

11) Baron, E.D. ; Kirkland, E.B. ; Domingo, D.S. Advances in photoprotection. Dermatol Nurs. 2008;20:265-72 ;

12) Ramirez, R. ; Schneider, J. Guide pratique de la protection solaire. Surg Clin NorAmer. 2003;83:97-107 ;

13) Blair, A. ; Freeman, L.B. Epidemiologic Studies in Agricultural Populations : Observations and Future Directions. Journal Of Agromedicine, [s.l.], v. 14, n. 2, p.125-131, 7 mai 2009. Informa UK Limited ;

14) Blair, A. ; Zahm, S.H. Exposition agricole et cancer. Environmental Health Perspectives, v. 103, p.205-208, nov. 1995 ;

15) Ceballos, A.G.C. ; *et al.* Occupational Sun Exposure and Non-Melanoma Skin Cancer : Integrative Review Study. Revista Brasileira de Cancerologia, v. 60, n. 3, p.251-258, 2014 ;

16) Chagas, C.C. ; Guimarães, R.M. ; Boccolini, P.M.M. Cancer lié au travail : une revue systématique. Cadernos Saúde Coletiva, [s.l.], v. 21, n. 2, p.209-223,jun. 2013. FapUNIFESP (SciELO) ;

17) Ferrandiz, L. ; Ruiz-de-Casas, A. ; Trakatelli, M. ; Vries, E. ; Ulrich, M. ; Aquilina. S. ; *et al.* Assessing physicians' preferences on skin cancer treatment in Europe (Évaluer les préférences des médecins en matière de traitement du cancer de la peau en Europe). British Journal of Dermatology. 2012;167(2):29-35 ;

18) Institut national du cancer. Estimation 2014 : Incidence du cancer au Brésil. Rio de Janeiro : INCA, 2014.

CHAPITRE 5

CAMPAGNES DE SENSIBILISATION ET ÉPIDÉMIOLOGIE ONCOLOGIQUE : EXAMEN DE L'IMPACT DES CAMPAGNES SUR LA PRÉVENTION DES NÉOPLASMES

Les maladies regroupées sous le terme "cancer" sont la deuxième cause de décès au Brésil, après les maladies cardiovasculaires. En réponse à l'augmentation de la mortalité due à ces maladies, le gouvernement et certains secteurs de la société se sont mobilisés pour planifier des mesures de prévention et d'assistance en matière de cancer, en mettant de plus en plus l'accent sur les stratégies préventives et le diagnostic précoce, afin d'obtenir un traitement à un stade précoce.

Pour les chercheurs, les résultats ne sont pas aussi prometteurs et remettent même en cause l'efficacité des campagnes. Jusqu'au milieu des années 2000, les taux de mortalité par cancer sont restés stables, en plateau ou en hausse. Les évaluations de l'Institut national du cancer (INCA) de l'époque soulignaient également que, malgré l'accent mis sur la nécessité d'une détection précoce, la majorité des cas arrivaient à un stade avancé au moment du diagnostic. La raison en serait la difficulté d'accès aux portails de santé, tant pour des raisons démographiques qu'en raison de l'incapacité du SUS à répondre à la demande. Il convient toutefois de garder à l'esprit que le vieillissement de la population et l'allongement de l'espérance de vie, ainsi que les habitudes moins saines adoptées au cours des dernières décennies, peuvent constituer un facteur de confusion pour cette analyse, en augmentant le nombre d'incidences et de décès dus à des néoplasmes.D'autres facteurs peuvent interférer avec l'impact des campagnes, tels que la perception des campagnes par les hommes et les femmes, compte tenu des comportements différents des hommes et des femmes en matière de soins de santé. Des études montrent des réactions différentes aux campagnes de prévention du cancer de la peau et des infections sexuellement transmissibles, en fonction du sexe et de la sexualité déclarés.

De plus, dans la mentalité d'une partie de la population, le cancer joue un rôle "magique", associé à la mort ou à l'irréversibilité, ce qui déclenche un processus mental de déni ou de refus à des degrés divers. Cet état finit par induire un retard dans le recours aux soins et, par conséquent, une moindre probabilité de guérison.

Une étude brésilienne a cherché à comprendre pourquoi les campagnes semblent avoir peu d'impact sur l'attitude et le comportement des gens face au cancer en exposant les participants à des slogans et en menant des entretiens individuels. Seuls deux participants sur quinze ont librement associé "cancer" et "prévention/solidarité". Par ailleurs, il a été compris qu'en général, les slogans les plus mobilisateurs étaient ceux qui véhiculaient l'impression d'"amour" ou de "mort" en termes d'idée de menace. Les auteurs concluent en affirmant que l'association entre le cancer et la mort semble véhiculer une image d'impuissance et que les campagnes finissent souvent par renforcer l'idée que la maladie est nécessairement liée à la mort.

Dans la pratique, les professionnels de la santé publique ont tendance à penser que les publicités à fort attrait et faisant référence à la mort éloignent le public. D'autre part, des études semblent indiquer que les messages persuasifs à caractère intimidant motivent davantage de changements de comportement et avec plus d'intensité. Des méta-analyses ont évalué le pouvoir de persuasion de matériels utilisant des messages à caractère effrayant. Les résultats indiquent que plus la manipulation et l'attrait sont importants, plus la peur suscitée, la perception du danger capté et la sensibilité au message sont grandes ; plus la phrase d'accroche est forte, plus la réponse est importante. En bref, plus le changement de comportement est important. Aucune variation significative n'a été constatée dans la réponse à ces techniques en fonction du sexe, de l'âge ou de l'origine ethnique.

Une autre forme de publicité pour sensibiliser aux maladies néoplasiques est la participation de célébrités généralement reconnues par la population. Certains de ces cas ont été étudiés et seront expliqués ci-dessous.

La première concerne un présentateur de télévision qui a participé à une campagne de sensibilisation et de dépistage du cancer colorectal. L'étude a recueilli des données sur les examens de coloscopie dans deux centres médicaux, de 20 et 14 mois avant à 9 mois après, chez des patients âgés de 30 à 64 ans. Dans le premier centre, le nombre moyen de procédures mensuelles par professionnel est passé de 14,6 à 18,6 ; le moment à partir duquel il y a eu une augmentation significative de la demande a coïncidé avec la période de la campagne. Cette augmentation s'est poursuivie pendant les 9 mois au cours desquels les données ont été collectées pour l'étude ; cependant, il a également été conclu que le taux global d'examens est resté constant, indiquant qu'il pourrait s'agir d'une augmentation temporaire.

Dans l'autre centre médical, les résultats étaient similaires, avec une augmentation des demandes de coloscopies dans les mois qui ont suivi la campagne. En revanche, les taux de demandes de PSA et de mammographies ont peu ou pas changé.

De même, des chercheurs ont décidé d'étudier l'impact d'un diagnostic de cancer du sein sur une chanteuse australienne. La couverture médiatique du cancer du sein a été multipliée par 20 si l'on compare les 13 jours précédant la publication et les 7 jours suivants. En ce qui concerne la programmation des examens, on a constaté une augmentation de 40 % des réservations de mammographies de dépistage, avec une augmentation de 100 % du nombre de femmes examinées pour la première fois. En ce qui concerne l'âge, l'augmentation la plus importante a été enregistrée dans le groupe des 40-49 ans.

EFFETS À LONG TERME

Si les campagnes de sensibilisation tendent à augmenter les soins de santé et la recherche d'un suivi médical à court terme, il reste à examiner la durée de cet effet. Idéalement, les patients sont censés conserver leurs habitudes préventives.

Une étude brésilienne a examiné la fréquence des recherches de termes liés au cancer du sein sur les moteurs de recherche en ligne tout au long de l'année ; elle a constaté que les recherches étaient particulièrement nombreuses au mois d'octobre, avec une forte baisse en décembre et en janvier, et une lente augmentation les mois suivants. Cela soulève la possibilité de mener des campagnes de sensibilisation non seulement pendant le mois emblématique, mais aussi de maintenir l'orientation avec la même intensité tout au long de l'année.

Les campagnes seules peuvent ne pas suffire à changer les habitudes du public cible. Dans une analyse d'Octobre rose à Viçosa, en Géorgie, les femmes ont déclaré avoir acquis des connaissances sur le cancer du sein et sa prévention, mais sans changement concomitant de leur comportement préventif. Le principal facteur de motivation pour changer leur comportement était le système de santé, y compris les professionnels de la santé travaillant dans les unités de santé de base, en raison des conseils et de l'orientation qu'ils fournissent. En deuxième position, on trouve les "publicités", qui agissent comme des facteurs d'insistance. L'"Octobre rose" lui-même était en fin de liste.

De l'autre côté du spectre, les campagnes d'éducation et de sensibilisation au cancer de la peau en Australie ont donné de bons résultats. La population australienne avait l'un des taux d'incidence les plus élevés de cancers de la peau et a occupé pendant un certain temps la première place sur la liste. Les campagnes ont commencé à prendre de l'ampleur dans les années 1980, encourageant la population à porter des chapeaux, de la crème solaire et des vêtements plus couvrants. En 1987, le programme SunSmart a été créé, qui s'adressait non seulement aux connaissances et aux attitudes individuelles, mais aussi aux normes culturelles et sociales, afin d'encourager la photoprotection. L'un des objectifs du gouvernement australien était de se concentrer particulièrement sur les enfants et les adolescents, afin de prévenir les dommages cumulatifs causés par les rayons UV et une plus grande propension au cancer de la peau tout au long de la vie. Les résultats ont été prometteurs : les études menées depuis ont montré que, bien que l'incidence des mélanomes continue de croître, les taux d'augmentation sont en baisse, en particulier chez les jeunes.

RÉFÉRENCES

1) Ramos, C. ; Carvalho, J.E.C. ; Mangiacavalli, M.A.S.C. Impacto e (i)mobilização : um estudo sobre campanhas de prevenção ao câncer. Ciência & Saúde Coletiva, [s.l.], v. 12, n. 5, p.1387-1396, oct. 2007. FapUNIFESP(SciELO) ;

2) Moraes, M.F. Mortalité par cancer du sein au Brésil. Rev Bras Cancerol [journal sur Internet]. 1998 ; 44(2) ;

3) Doyal, L. Sex, gender, and health : the need for a new approach. Bmj, [s.l.], v. 323, n. 7320, p.1061-1063, 3 nov. 2001. BMJ±

4) Witte, K. ; Allen, M. A Meta-Analysis of Fear Appeals : Implications for Effective Public Health Campaigns. Health Education & Behavior, [s.l.], v. 27, n. 5, p.591-615, oct. 2000. SAGE Publications ;

5) Cram, P. ; *et al.* The Impact of a Celebrity Promotional Campaign on the Use of Colon Cancer Screening. Archives Of Internal Medicine, [s.l.], v. 163, n. 13, p.1601, 14jul. 2003. Association médicale américaine (AMA) ;

6) Chapman, S. ; *et al.* Impact of news celebrity illness on breast cancer screening : Kylie Minogue's breast cancer diagnosis. Med J Aust, v. 5, n. 183, p.247-250, 5 sept. 2011 ;

7) Vasconcellos-Silva, P.R. ; *et al.* Using Google Trends Data to Study Public Interest in Breast Cancer Screening in Brazil : Why Not a Pink

Février ? JMIR Public Health And Surveillance, [s.l.], v. 3, n. 2, p.e17, 6 avr. 2017. JMIR Publications Inc ;

8) Martins, A.F.H. ; Barbosa, E.R.C.G. ; Cezar, L.C. Analyse de la campagne Octobre rose pour la prévention du cancer du sein à Viçosa, MG. Revista de Ciências Humana, Viçosa, v. 14, n. 2, p.539-556, jul./dez. 2014 ;

9) Sinclair, C. ; Foley, P. Prévention du cancer de la peau en Australie. British Journal Of Dermatology, [s.l.], v. 161, p.116-123, nov. 2009. Wiley-Blackwell ;

10) Thursfield, V.J. ; Giles, G. Canstat No. 44 : Skin Cancer. Melbourne : The Cancer Council Victoria, 2007 ;

11) Smith, B. J. Impacts from repeated mass media campaigns to promote sun protection inAustralia. Health Promotion International, [s.l.], v. 17, n. 1, p.51-60, 1 Mar. 2002. Oxford University Press (OUP) ;

12) Stanton, W.R. Primary prevention of skin cancer : a review of sun protection in Australia and internationally. Health Promotion International, [s.l.], v. 19, n. 3, p.369-378, 1 Sep. 2004. Oxford University Press (OUP).

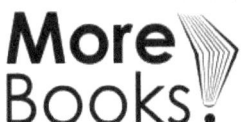
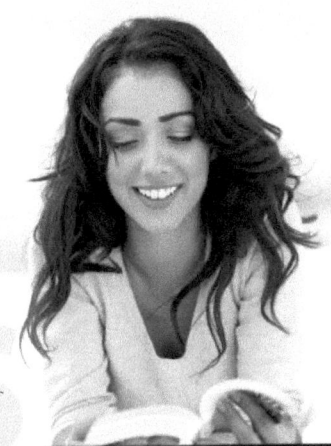

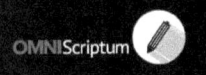

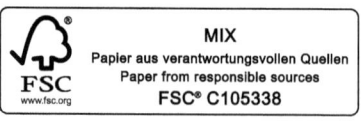

Printed by Books on Demand GmbH, Norderstedt / Germany